U0302363

CupOfTherapy

心累了，来抱抱吧

〔芬兰〕安蒂·埃瓦斯蒂　马蒂·皮库贾姆萨 著绘

李耘 译

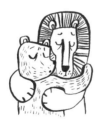

四川美术出版社

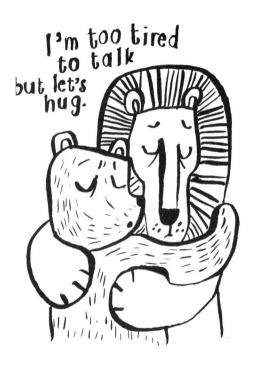

有时，我们找不到适当的语言，

来表达当时的想法或情绪。

有时，已经疲惫不堪，

连和别人沟通的一丝力气也没有。

但只要和信任或心爱的人亲近，

就能瞬间获得慰藉。

即使一言不发，

一个深深的拥抱，

也足以让人感到关怀的温暖。

在身与心紧贴的片刻，

放松，专注，

就是一种疗愈。

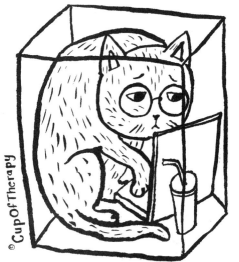

I didn't like
the reality

So I built
my own.

CupOfTherapy

1

自我孤立的现象在全球已经越来越普遍，

尤其在未成年人中间，

每个人变成一座孤岛。

自我孤立有各种方式，也有很多原因，

但问题是，这样的状态会影响到谁？

是自己，还是身边的人？

如果一个人正在经受身心痛苦，

适当的外部干预是有必要的，

但要记住的是，把自己孤立起来的人都有缘由。

对那些身处孤立或孤立边缘的人，

我们能做的是用同情和真诚的心，

去倾听、去理解。

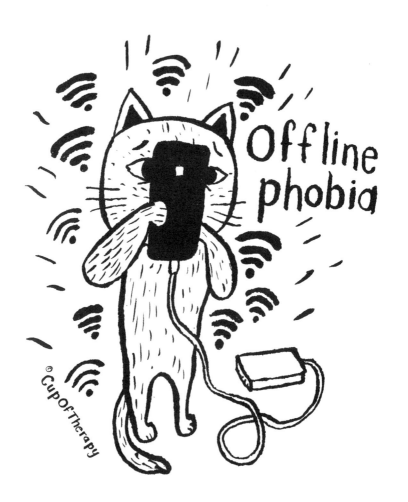

CupOfTherapy

2

错失恐惧症已经成为世界性的问题。

对很多人来说，从社交网络下线，几乎是不可接受的；

如果上网时间减少，就会陷入极度焦虑甚至恐惧的情绪，

担心自己是不是错过了什么重要的信息。

下线当然没什么大不了，焦虑和恐惧却是实实在在的。

社交网络成瘾，不仅影响我们的生活质量和身心健康，

也会占去其他活动的时间，最终导致我们和现实生活脱节。

当然，任何事情都不是非黑即白的。

完全不上网或者时时刻刻在线，都不现实。

但是，找到一个平衡点，健康上网是可能的。

试着体会一下，离线久一点是什么感觉。

或者，有意识地关闭社交媒体一阵子。

重要的是找到适合自己的生活秩序。

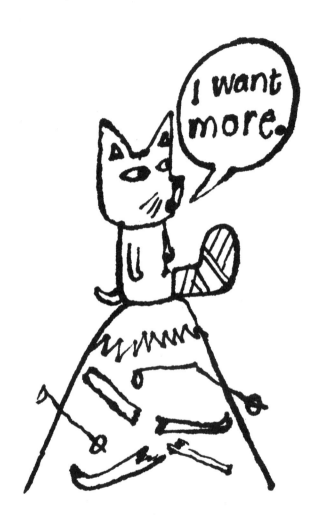

CupOfTherapy

3

我们似乎永远不满意自己当下的生活，

永远都在追求更多新鲜的体验。

手机里加载着海量信息，

出现热门事件就第一时间点赞，

很快又觉得什么都不够刺激。

但你真的想好自己需要什么了吗？

或许可以试着休息一段时间。

面对复杂的世界，

理性永远是被低估的美德，

也永远是重要的生活技能。

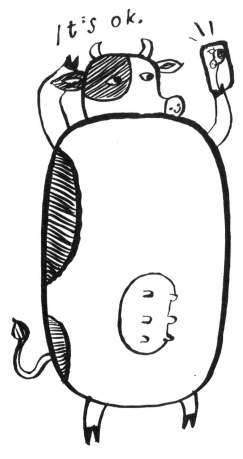

#self-esteem

CupOfTherapy

4

有人喜欢在社交媒体上秀自拍，

也有人一张照片都不愿意发。

积极而又温和地看待自己并不容易，

但还是可以学习的。

最重要的是，能够精神自洽。

世界上没有完美的人。

事实上，正是我们的缺点让我们显得独特有趣。

试着对相机中的自己说：

相信你，你真的很酷。

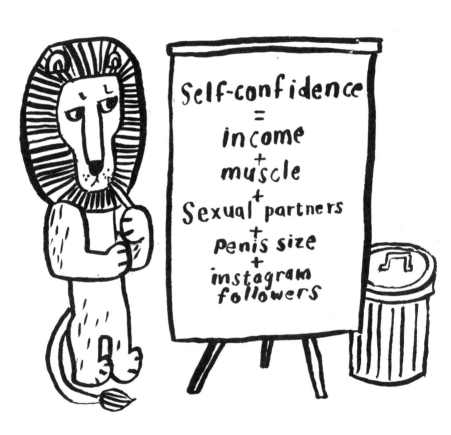

CupOfTherapy

5

真正的自信，只来源于内心——

意味着我们由内而外地相信和欣赏自己，

意识到自己的生活独特且珍贵。

承认和接受自己的缺点当然也很重要，

但更重要的是，

保持独立，坚守自己的目标。

这才是美好生活的基石。

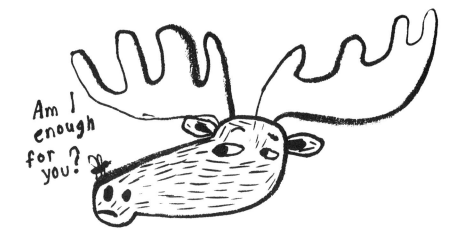

CupOfTherapy

6

自我怀疑很正常，

每个人都会时不时地问：我够好了吗？

自我满足感和认同感是在人际关系中形成的，

它和别人眼中的我们，

以及别人对我们的评价息息相关。

但在现实生活中，我们更需要的是：

对自我的接纳、关怀和爱。

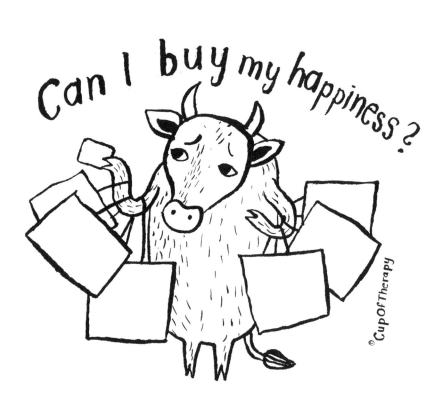

CupOfTherapy

7

每个人都有自己的消费习惯。

可能和过往经历有关，也可能另有原因。

一些人会提前做好规划，一些人只想过好当下。

还有一些人，消费偏于情绪化。

他们倾向于通过购物满足自己的情感需求，

比如提升社会地位，让自己显得更有价值。

或者，购物就是他们获得快乐的唯一途径。

其中一些人，常因超支而陷入窘迫。

他们缺乏长远考虑和事先规划，

也没有健康的财务习惯。

面对这些月光族，给予尊重和同情，

而不是责备和羞辱，往往更加有效。

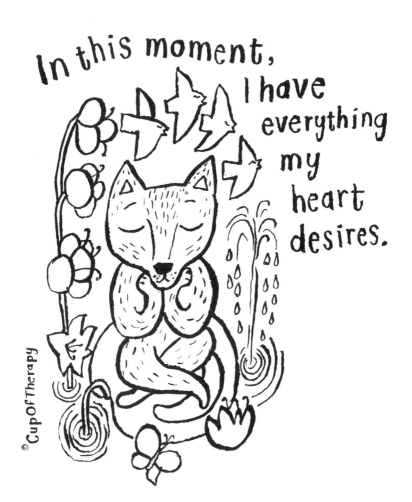

In this moment, I have everything my heart desires.

©CupOfTherapy

CupOfTherapy

8

生活的世界五光十色，

引诱着我们追寻各种感官刺激和新的体验。

找到自己真正的兴趣所在变得越来越难。

于是越来越多的人，选择了极简生活。

他们不太关注物质和享乐，

只专注于此刻和当下。

在这样的生活中，一个人可以更多地了解自己，

也将学会以开放和尊重的态度，

接受自己和周围的世界。

对工作和生活来说，这都是一种不错的心态。

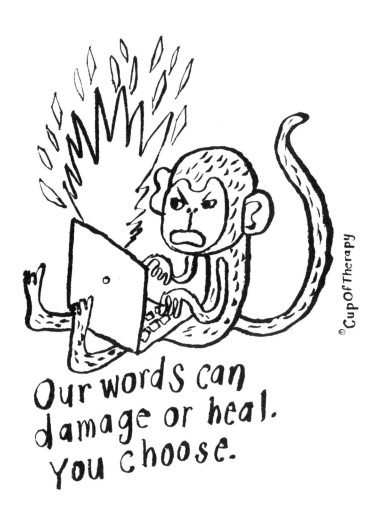

Our words can
damage or heal.
You choose.

CupOfTherapy

9

社交媒体越来越发达，网络暴力也越来越严重。

不用对自己的话负责，做"键盘侠"当然很容易，

但言语可以治愈人，也可以伤害人。

我们说的每一个字、每一句话，都有无法抹灭的影响。

网络暴力已经成为全球性的问题，其严重后果不言自明。

而且，伤害往往是双向的，

施暴者和被施暴者，某种程度上都是网络暴力的受害人。

或许，在网上交流时，我们应该问问自己：

是否愿意在现实生活中面对面地说出同样的话？

建议在网上发表意见之前，平静一会儿，

尤其是陷入情绪化的讨论时。

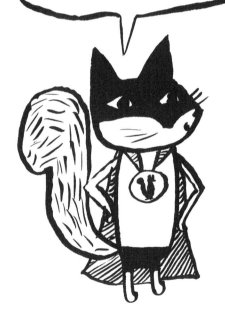

CupOfTherapy

10

社交媒体上处处可见完美的身材，

年轻人对自我的认识也越来越迷茫。

健身房成了建立自信的场所，

仿佛只有马甲线或肌肉才能收获关注和点赞。

我们很少会想到，

一个人也可以因其他优点受到喜爱：

人品、才干、创造力、温柔、勤奋，

以及智慧。

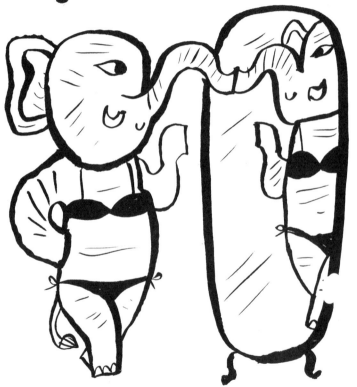

CupOfTherapy

11

对很多人来说，照镜子并不是一件愉悦的事。

他们倾向于放大自己的不足和缺陷。

镜子则一再提醒他们，接受自己的外貌吧。

充分接纳自己的外在，

是不再为外貌焦虑的第一步。

每个人都有独一无二的美丽。

你愿意正视自己的美吗？

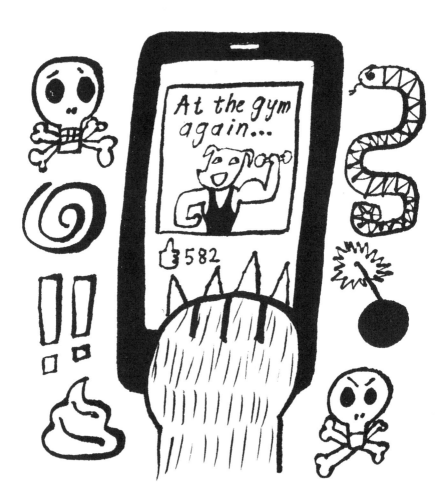

CupOfTherapy

12

社交媒体有时就像一个竞技场。

在你还忙于熬夜加班或者赖床睡懒觉时，

有的人已经大张旗鼓地锻炼起来了，

并且实时更新自己的训练成果。

如果你的嫉妒心在此时作祟，

就可能鲁莽地做出一些不加考虑的行为。

清醒一点，想想你自己的价值。

一个人的智慧不需要点赞数来衡量，

他还会为别人的成功而高兴。

记住，你已经足够优秀，不需要跟别人比较了。

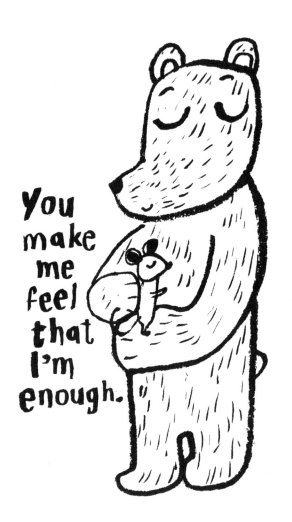

You make me feel that I'm enough.

CupOfTherapy

13

除了自我评判，

身边的环境也影响着我们对自己的认可。

是亲人源源不断给予的支持和欣赏，

对我们本来样子的喜爱，

为我们的生活注入无穷的满足感。

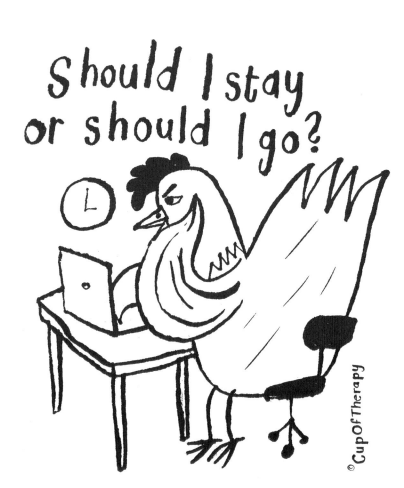

CupOfTherapy
14

一个人要认清自己在社会上的位置，试错往往不可避免。

对缺少人生经验的年轻人来说，试错更是常态。

社会的革新与变化不断影响着我们的工作方式，

和父母、祖父母相比，我们也更频繁地更换工作。

有些改变是必要的，有些改变则过于唐突。

毕竟，我们都需要时间去适应新的生活。

工作也一样。

对个人来说，接受新同事、熟悉新环境，

需要留出足够的时间去调整适应；

频繁跳槽也会影响个人的职场人际关系。

对公司和组织来说，

则需要耗费更多资源重新招聘和培养新人。

换工作本身没有什么问题，换工作时能否反思才是关键。

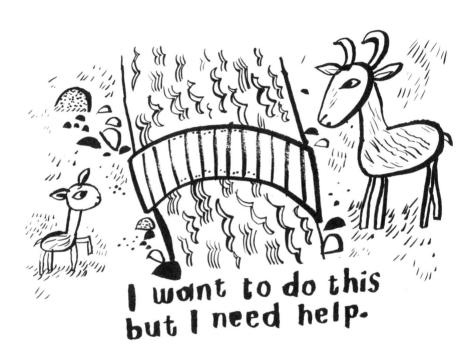

I want to do this
but I need help.

CupOfTherapy

15

生活中难免会遇到挑战。

有时，我们徒劳地试图成为英雄，

有时，只是为了成为更好的自己。

意识到自身的局限，

敢于向信赖的人寻求帮助，

没什么可耻，反而是真正的智慧。

今天别人帮助我们，明天我们就能帮助别人。

互相关怀，才能创造一个有爱的世界。

— I'm a single mother
of three
piglets!

true wonderwoman

CupOfTherapy

16

超级英雄并不仅仅存在于电影里，

日常生活中，

他们也会在你意想不到的地方出现。

每个担起责任的普通人都是英雄，

比如养育孩子的超人妈妈和超人爸爸。

这些平凡人的真实故事没有那么辉煌，

但同样值得认可和钦佩。

向我们身边的超人致敬。

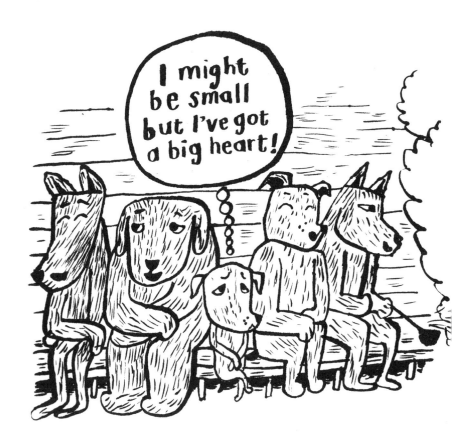

男性的自尊可以建立在各种各样的事情上。

一些传统观念认为，富有同理心或感情丰富，

都不够有男子气概。

但其实，社会应该接受和欣赏这些内在品质，

而不应该只专注于男性的外在特征，

比如肌肉崇拜、体能崇拜或其他技能崇拜。

一个敏感的男人或许没有八块腹肌，

但如果他心思细腻，有很强的责任心，

一样很有男子气概。

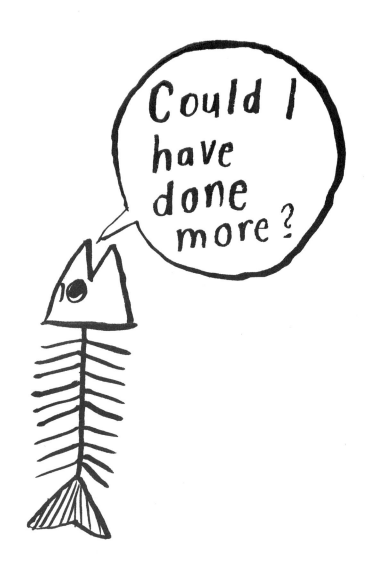

CupOfTherapy

18

每个人都有自己处理问题的习惯方式。

一些人倾向于寻求帮助，

一些人则倾向于承担重任，帮助他人。

可是，当你察觉到自己开始变得疲劳和易怒，

就表明任务已经超载了。

你是不是经常把他人的利益放在第一而忘记了自己？

其实，就算你不帮那么多忙，

真正的朋友也一样会喜欢你。

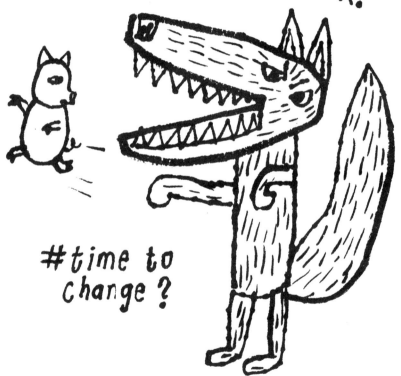

CupOfTherapy

19

时刻反省自己的社交印象很重要。

如果你觉得别人经常与你保持距离，

可能是因为你的某些行为举止不够妥当。

试试倾听身边人的反馈，

然后考虑自己是否需要做出改变。

改变当然是可能的，

它需要更具批判性的眼光。

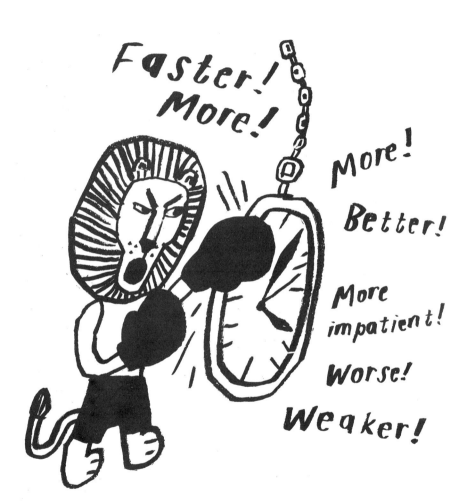

CupOfTherapy

20

你是自我要求很高的人吗？

或许，把自我要求设定在

力所能及的范围内，

更能提升幸福感。

目标设定得符合现实是最好的状态。

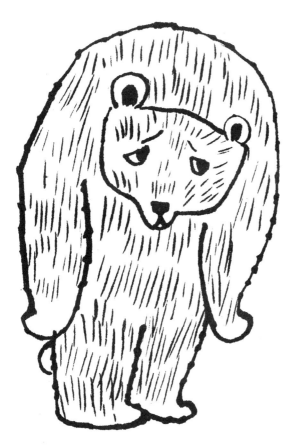

You're enough.

CupOfTherapy

21

和社会相处的过程中，

我们常常自我反思。

因为生活的重压，

我们很容易因为一点挫败

而陷入深深的自责。

或许有必要学会降低对自己的要求，

善待自己，取悦自己，

即使一切并不完美。

要记住，你已经够好了。

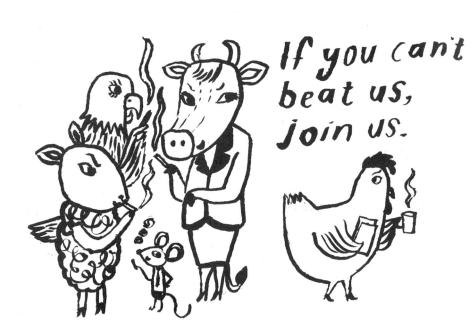

If you can't
beat us,
join us.

CupOfTherapy

22

一个人的生活是否健康平衡，

取决于他信赖的价值观，

和他认可的生活方式。

要获得这样的生活，

唯一需要做的，

就是忠于自己，敢做自己。

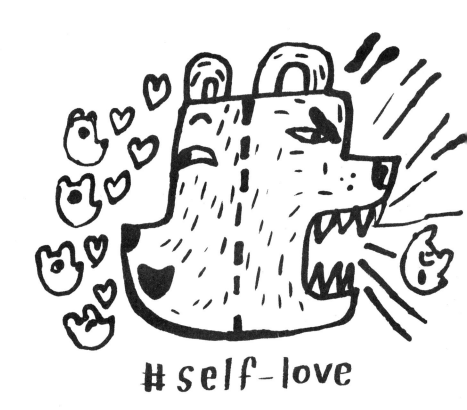

self-love

CupOfTherapy

23

自恋和自负，有健康和病态之分。

健康的自恋，是自爱的同时也不贬低他人；

是展露自己优点的同时，也对他人满怀欣赏。

病态的自恋则表现为缺乏同情心和同理心。

这样的人无法感知他人的情绪，

容易发怒，容易激化冲突。

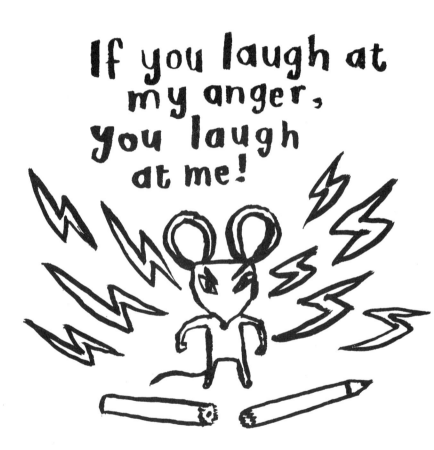

每个人都会有情绪起伏。

重要的是，发现并正视每一种情绪背后隐藏的信息。

陷入情绪时，能分辨哪些言行会冒犯对方，

被外界攻击时，可以坦陈自己受了委屈。

有时，忽视别人的感受也可能对他造成伤害。

应该试着去理解对方那样做的原因。

当然，偶尔适当地冒犯也很有必要：

既能表明自己的边界，又能尊重别人的底线。

当我们能够相对得当地驾驭情绪，才能够更好地生活。

You're
safe
here.

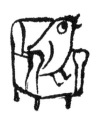

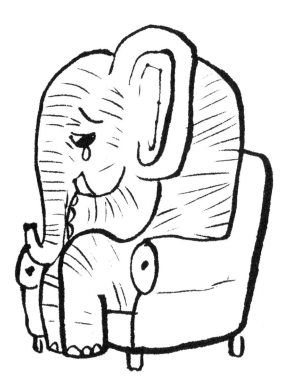

CupOfTherapy

25

有一个安全可靠的树洞来倾诉心事，

对身心健康很重要。

生活的困境层出不穷，

与他人交谈能帮助我们理清思路，

获得改变的希望和勇气，

意识到自己并非那么孤单。

天大的事一旦说出来，

就没有那么难以接受了。

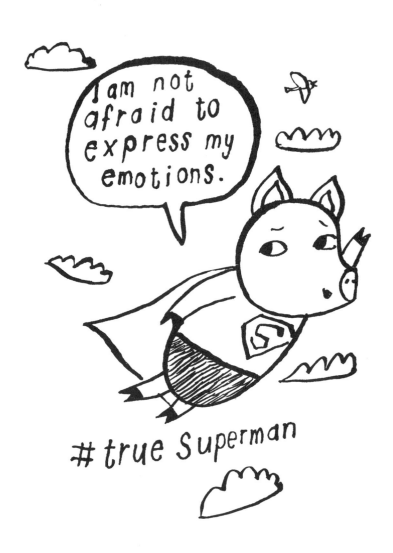

CupOfTherapy

26

对一些人来说，

坦率表达自己的情绪似乎很困难。

也因为羞于启齿，

不得不独自面对生活中的难题。

流露个人情绪，

有时会被认为是感情用事，不够坚强。

但即使是超人，也会有心累的时候吧？

或许我们应该试着去接受，

一个愿意展示自己脆弱的超人。

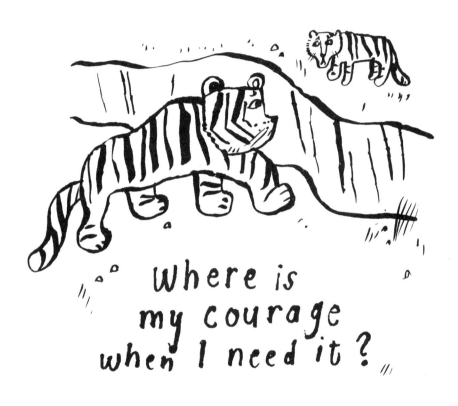

where is
my courage
when I need it?

CupOfTherapy

27

成长的路上，总要面临挑战。

生活每天都在改变，新的难题层出不穷。

但也正是过往的经历，

为我们的生活注入信心。

虽然每个人的生活经历不同，

也并非每个人都有面对难题的勇气，

但亲近之人的鼓励和支持，

永远是我们向前的动力。

Where is my gate? Where is the toilet? Who am I? Why are they looking at me?

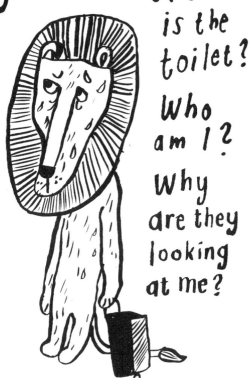

CupOfTherapy

28

人都会有恐惧的事物，

就像有些人害怕高空飞行，

觉得危险，担心生命。

任何恐惧都不是无中生有，

可以试着先接纳自己的恐惧，

不必觉得不好意思，

也不必总是独自面对。

害怕的时候就温柔耐心地舒缓情绪，

甚至可以向专业人士求助，

解决的办法永远比困难多。

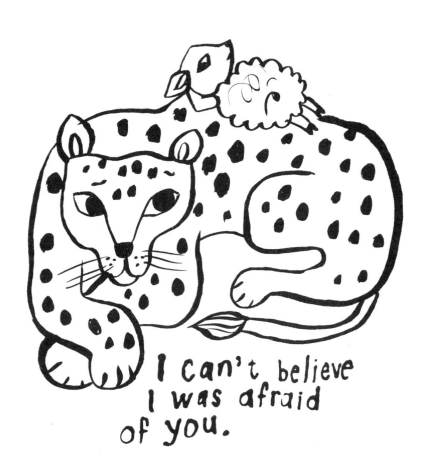

I can't believe
I was afraid
of you.

CupOfTherapy

29

恐惧、想象和偏见，

有时会左右我们的行为，

让我们因畏难而逃避。

我们需要足够的勇气，

才能杀死这些阻碍成长的情绪。

但勇气从何而来呢？

其实，它从成功中来，也从绝境中来。

真正令我们恐惧的，只有恐惧本身。

坦率地说出自己的恐惧，

有时能在绝境中开辟出新的思路。

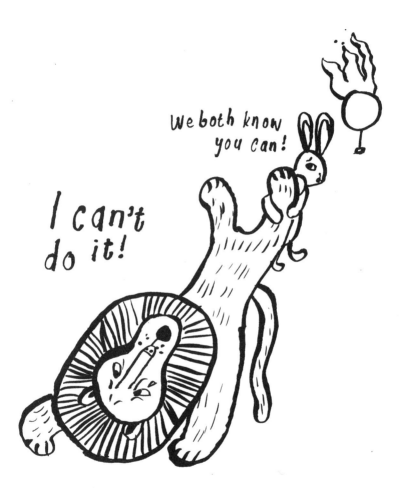

CupOfTherapy

30

人生如此艰难，

总有一腔孤勇难以为继的时刻。

即使是亲密之人的鼓励，

也不足以驱散我们心中的恐惧和无力。

真正的朋友，会在这样的时候，

站在我们身边，给予我们支持。

这样的支持，千金难酬。

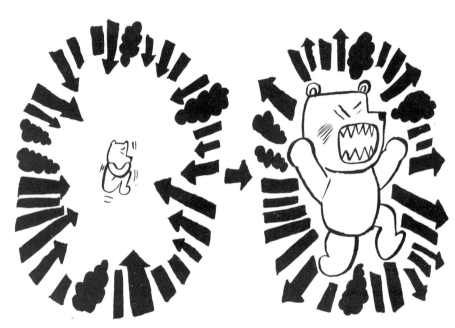

Suppressed emotions

Explosive reactions

CupOfTherapy

31

生活中常有羞愤、不平、失望的时刻，

如果我们没有呐喊出来，它们就会埋进心底。

如果我们逃避去想，它们又会出现在梦中。

直到有一天再也无法压抑，喷涌而出。

所以及时处理负面情绪很重要。

告诉信赖的朋友或者专业人士，

都是不错的选择。

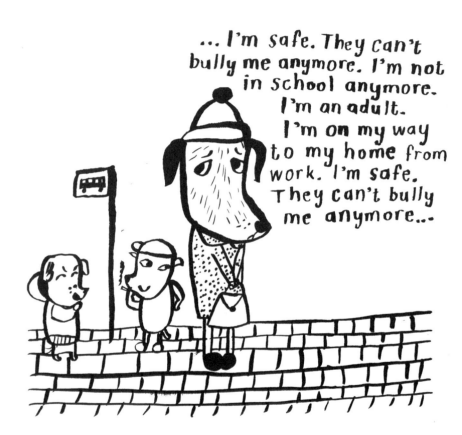

CupOfTherapy

32

过去的艰难经历往往会伴随我们，

从人生的一个阶段走向下一个阶段。

眼前的某些情境，

也常常让我们想起那些糟糕的感觉。

但让人宽慰的是，艰难的时刻已经过去。

重要的是现在，不是吗？

和那些恐惧正面相对时，

你要意识到，其实自己很安全。

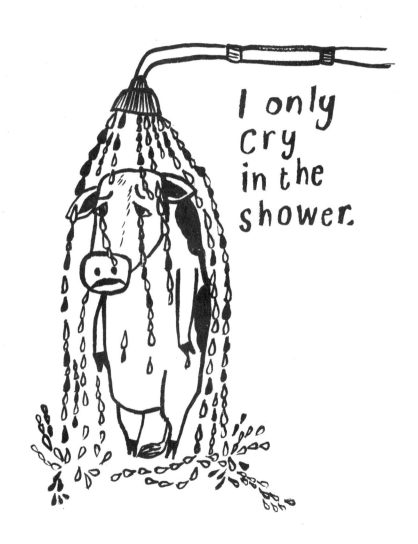

I only
cry
in the
shower.

CupOfTherapy

33

很多人习惯了人前完美，

人后才敢悄悄落泪。

直到情感的重负越来越难以承受，

在生活的泥淖中越陷越深。

或许可以试着向他人倾诉自己的情绪。

开口可能很难，

但对身心健康非常有益。

I saw some coffee stains on the kitchen sink

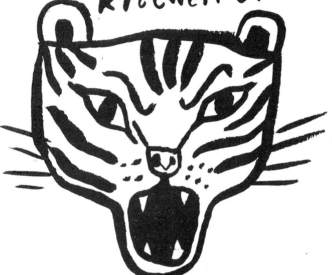

and the toilet's dirty!

我们都有生气的时候。

残留的咖啡渍，没洗的脏马桶，

一件鸡毛蒜皮的小事，就能让人无名火起。

但为了自己和身边人的情绪健康，

或许可以在生气之前想一想，

这件事情真的值得我们大发脾气吗？

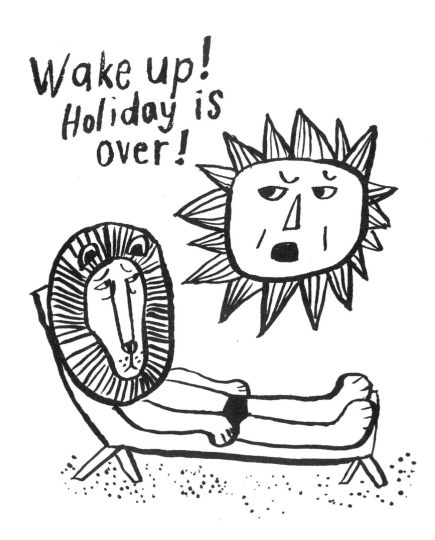

假期余额不足预警！

是不是感觉紧张、乏力、压力重重？

或许可以试着在假期结束后的几天甚至几周内，

放慢自己的节奏，降低对自己的要求。

不必只为盼着假期而活。

开心地享受每一天，就是日常的真谛。

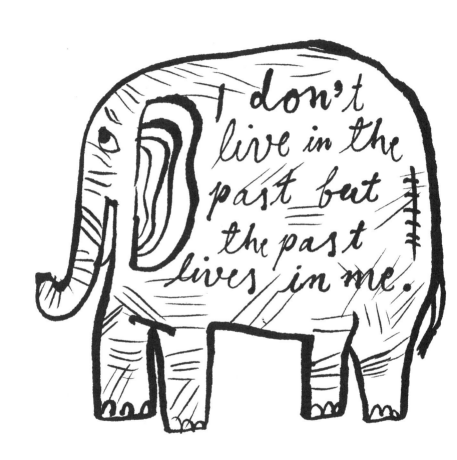

I don't live in the past but the past lives in me.

CupOfTherapy
36

每个人都有过艰难的时刻，

应对困难的能力和运气却因人而异。

当难题反复出现，一再扰乱当下的生活，

有些人会不由自主地用过去的老法子来应对，

但这往往没有任何帮助。

或许，可以尝试跳脱出来，

与过去保持一个安全的距离。

审视它，找到与之共存的方式，

从挫折中吸取足够的教训。

要对得起经受住了磨难的自己，

别让它再次主宰自己的生活。

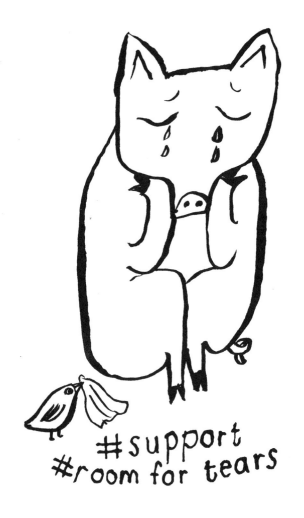

#support
#room for tears

CupOfTherapy

37

哭泣不是一件羞耻的事。

恐惧、疲劳、伤感，都会让我们流泪。

独自消化情绪并不容易。

面对关心自己的朋友或者专业人士，

想哭就哭吧。

有时候，一块手帕、一个拥抱，

就足以宽慰我们的心。

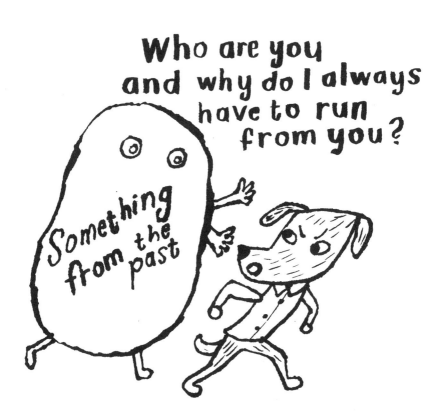

人人都有旧日的羁绊。

一些模糊零散的记忆，

让人只想回避和逃离。

越是如此，越是有必要重新审视过往，

直面自己的恐惧。

相信生活给予我们的经验和洞察力，

能让我们从新的视角看待过去。

明白今日已非昨日，

才能从往事的羁绊中寻得解脱，

才会感觉自己越来越强大，

看到新的机遇，迎接新的美好。

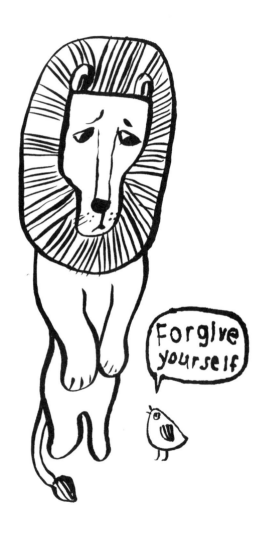

犯错的人，

往往很长一段时间里都会心怀内疚。

但错误已经无法挽回，

坦承内心，面对内疚，

至少不要再丢掉弥补过错的责任心。

如果还能和别人一起谈谈原因，

或许能够找到满意的解决方案。

人无完人，不妨对自己宽容一点。

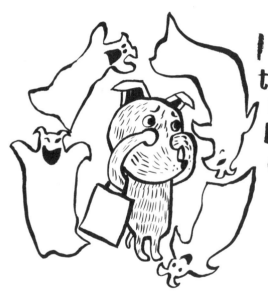

I came to the shopping mall but ended up on a ghost train.

惊恐症第一次发作，的确会让人觉得非常可怕。

奇怪且难以言喻的恶心感接踵而至，

好像生命已进入危急状态。

此时最重要的是放慢呼吸，

让身体意识到自己是安全的。

这样大脑也会慢慢冷静下来。

开诚布公地谈论自己的惊恐症也很重要，

不必为此感到羞耻。

我们对惊恐症已有足够多的了解，

治疗的方式也很多。

乐观地接受就会有更好的开始。

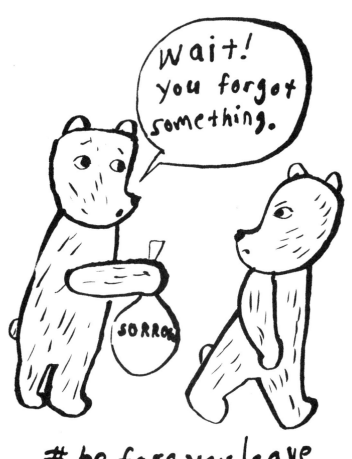

before you leave

现实生活中，一段婚姻可能突然间就会终结。

伴随着无尽争执的，

还有许多其他一时难以了结的事情。

最难处理的其实是情绪问题，

很多人不可避免地陷入悲伤，心力交瘁。

从前未曾察觉的晦暗心绪一涌而出，

生活随之进入艰难模式。

这个时候，如果和别人敞开心扉谈一谈，

直面自己的情绪，

或许对身心更加有益。

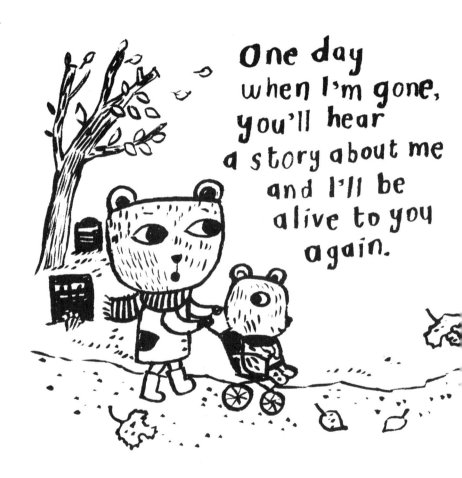

One day
when I'm gone,
you'll hear
a story about me
and I'll be
alive to you
again.

每个人都有自己丰富的人生，

但谁也不知道明天和意外哪个先来。

面对这个有些忌讳的话题，

如果我们能很平常地谈论，

向家人、朋友袒露自己对死亡的恐惧，

或许会对生活的意义有更深的感触。

人生一世，我们终将失去自己所爱之人，

但爱并不会随着肉体的消亡而逝去，

它会永远留在记忆和故事里。

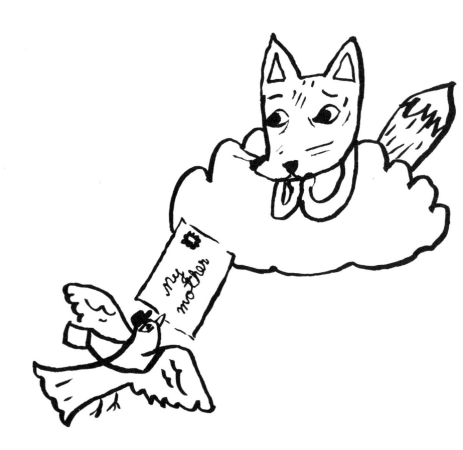

CupOfTherapy

43

当所爱的人离我们而去，

悲伤或思念都会变得难以忍受。

好在我们还有许多回忆，

我们可以把它珍藏在心底，向它倾诉一切。

虽然悲伤依然可能挥之不去，

我们却能永远感受到爱的陪伴。

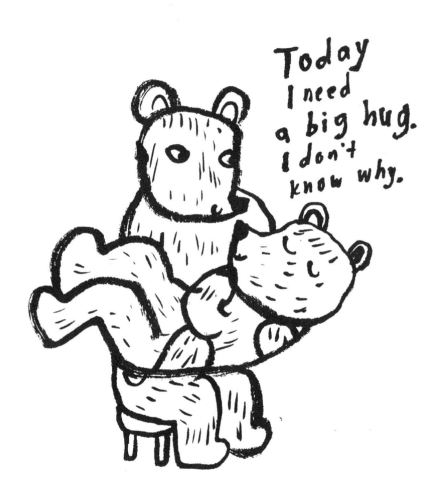

Today
I need
a big hug.
I don't
know why.

CupOfTherapy

44

每个人生来需要爱抚。

内心的情感有时难以说出口，

就需要我们张开双臂，

互相拥抱，彼此安慰。

放下戒备，接纳他人的关爱与呵护，

也给予对方回应，

这是爱的能力。

肌肤相亲，让我们彼此都感到快乐。

No matter what, we are always here for you.

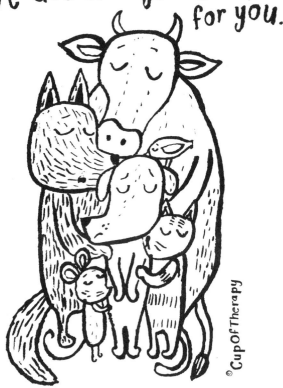

©CupOfTherapy

CupOfTherapy

45

归属感很重要。

人人都需要归属感。

它来自家人、朋友、同事、同学、同龄人……

正是我们所归属的集体，塑造了我们的个性。

我们在和他人的互动中成长，

也见证着抱团取暖的强大力量。

生活总是困难重重，

我们可以选择帮助他人，也可以接受他人的帮助。

要是心累了，亲朋好友会给予我们鼓励和支持。

爱和被爱，永远是人生最重要的课题。

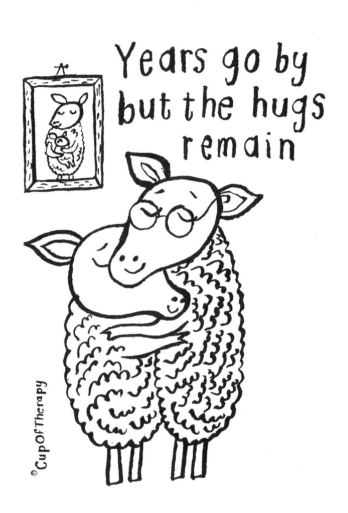

Years go by
but the hugs
remain

©CupOfTherapy

和其他关系一样，亲子关系也会随着时间而变化。

小时候，父母养育和照料我们。

等到他们年老，我们和他们之间的角色就互换了。

其实，当一个孩子长大成人，开始在这个世界冒险，

他与父母的关系就已发生根本性的转变。

父母最大的责任，是抚养、爱护、鼓励，

让孩子成为独立的个体，拥有开启自己新生活的能力。

就算年龄渐长，在父母眼里，我们也永远是孩子，

父母也永远是我们最后的港湾。

向他们表达爱意，永远不晚。

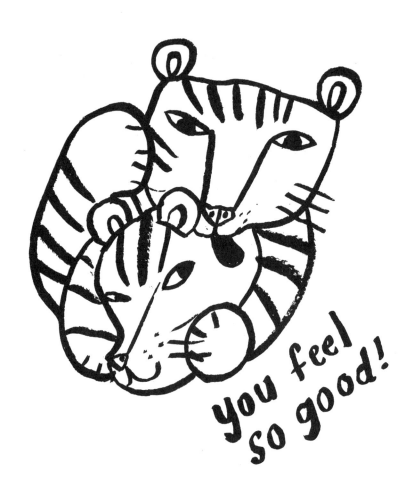

you feel
so good!

CupOfTherapy

47

抚摸和拥抱是我们最亲密的身体语言。

对大部分人来说，

抚摸都会带来愉快的感受。

科学研究表明，

一次愉悦的身体接触，

会让大脑的中枢神经产生美好的反应。

让我们彼此拥抱吧。

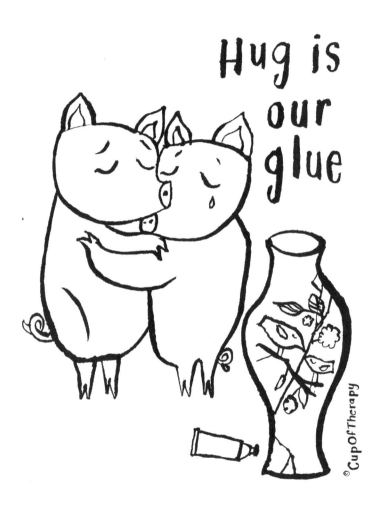

Hug is our glue

©CupOfTherapy

CupOfTherapy

48

再亲密的关系，也难免冲突和争吵。

但只要不动用暴力，就能避免关系危机。

冲突本身不是坏事，

建设性的冲突，可以增进关系，

也可以帮我们认清自我和自己在关系中的位置。

要想解决冲突，有许多建设性的方式：

轻松地表达自己，也让对方感到被倾听。

对彼此不解时，努力去寻求更多了解。

尝试向人表达：

"我有些不太明白，但我想进一步了解。你能帮帮我吗？"

冲突过后，再来一个充满爱意的拥抱，就够了。

I've been missing you!

CupOfTherapy

49

是想念的感觉让我们意识到，

一个人、一段关系对我们而言有多重要。

毕竟，我们不会想念不在乎的人。

我们很容易将生活中的一切视为理所当然，不知珍惜。

需要时不时被这种想念的感觉提醒，

到底什么才是不可辜负的。

不过，每个人都有去广阔天地里追寻梦想的自由，

而这也是一段关系健康的标志。

没有经历过离别的痛苦，

就无法体会重逢的欣喜。

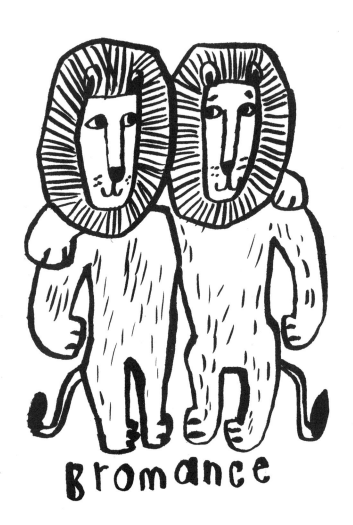

Bromance

CupOfTherapy

50

传统观念里，

女孩子之间有亲昵之举，表达闺蜜之情，

更容易被社会接纳。

对男孩子来说，似乎只有在体育赛事里，

球队庆祝进球时，才可以来个拥抱。

男人也渴望被自己看重的人认可和喜爱啊。

尊重男人之间的体贴吧。

他们也有权利通过亲密接触，表达彼此的情谊。

I have already made my diagnosis and it's positive. I like you as you are.

每个人都有独一无二的价值，

每一种真实的样子都值得被尊重。

一个人不应该也不可能轻易地被某种标签或特征定义。

有些人很在意他人的看法，

遇到难题或羞于启齿的事时，

却没有勇气告诉亲近之人。

但坦诚是人与人相处最值得尊重和欣赏的力量。

我们的生活需要和他人建立联系。

只有和他人互相尊重，

才能为彼此提供力量和安全感，

才能使我们自己得到成长和发展。

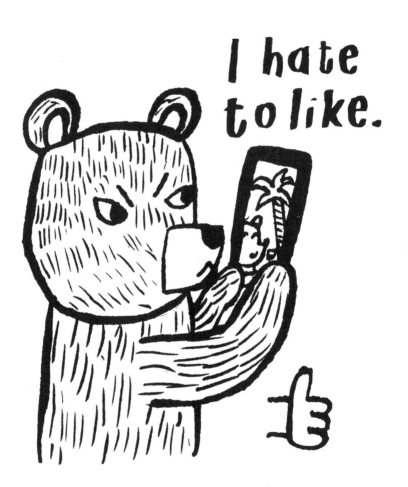

社交媒体上充斥着各种各样的表达，

但人们分享生活的动机似乎永远难以猜透。

在发表嫉妒或者恶意的评论之前，

或许可以想一想：

为什么我会有这样的感受？

是哪些细节或场景让我不爽？

越理解上网时的这些负面情绪，

我们就越了解真实的自己。

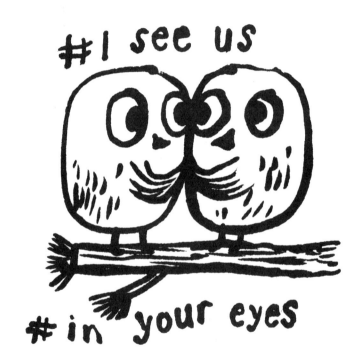

有时，一个眼神就能联结两个人的内心，

完成一次无声的交流。

真诚的眼神可以成为关系中的纽带，

也能提升新朋友之间的信任。

我们和世界的许多交流，

都可以借助眼神来完成。

确认过眼神，你遇见对的人了吗？

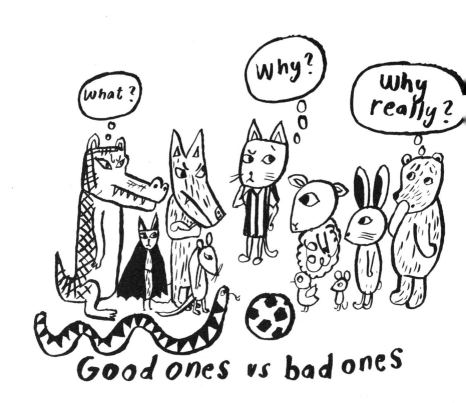

CupOfTherapy

54

我们习惯从自己的价值观出发去评判他人。

成长的背景、结交的朋友、看问题的角度，

都会影响我们的判断。

对那些不熟悉的事物，

常常不自觉因为恐惧而想要远离。

但一成不变的认知就真的好吗？

或许是时候重新审视自己了。

只有当一个人的偏见越少时，

他才越能尊重不同的生活方式，

也更能享受多样的世界。

hard to approach

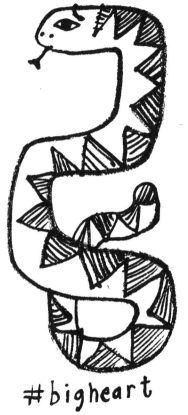

bigheart

CupOfTherapy

55

第一印象有时并不那么可靠。

初次见面，大家都难免紧张。

我们可能会觉得对方外表凶悍，

但或许，他有一颗宽和的心。

对方可能会觉得我们的某些言行粗鲁，

但实际上那并非我们的本意。

让我们彼此都少做判断，多多交流吧。

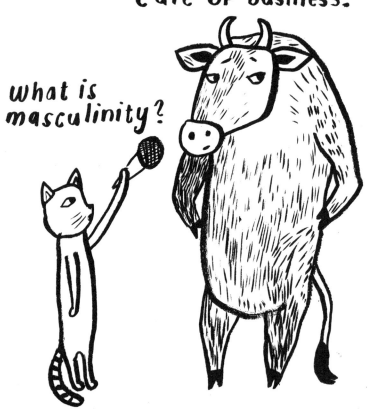

CupOfTherapy

56

有关性别的偏见，

往往长存于我们的潜意识中。

有意识地关注和了解这些问题，

可以重塑我们对事物的认知，

摆脱偏见和先入为主的束缚。

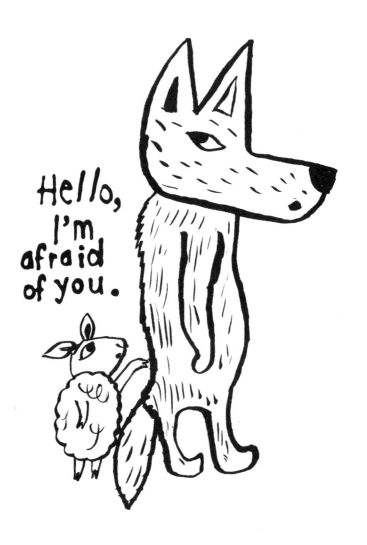

对别人做种种预设是很容易的事。

我们会不自觉地给遇到的人贴标签、进行分类：

友善的、亲近的、严肃的、恐怖的……

实际上，因为过去的生活经历和人际关系，

每个人与他人交往的方式千差万别。

如果在交往过程中我们有疑虑，甚至不适，

可以坦然地表达出来，让对方知道。

这样才有可能建立新的关系。

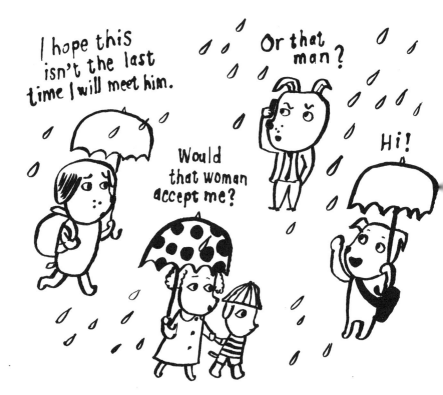

CupOfTherapy

58

敞开心扉有时真的很难。

恐惧和顾虑都会阻止我们表达。

只是过于封闭的态度，

并不利于日常生活。

也许你会害怕说出来后别人的反应，

但不要忘了，总会有一个人，

在你身边无条件地支持你。

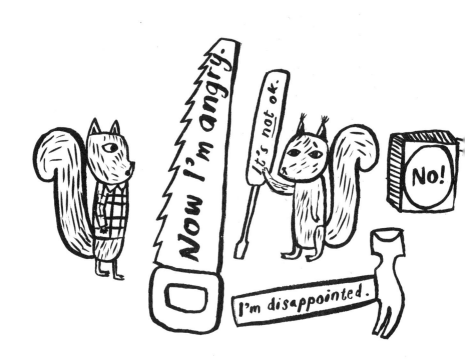

CupOfTherapy

59

过去的经历和记忆，

会带给我们种种不同的情绪。

向别人释放积极或消极的情绪，

没有什么不可以。

但当别人倾诉时，

希望我们可以认真聆听。

每个人都有平等的表达情绪的权利。

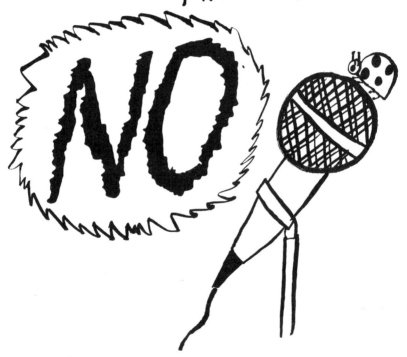

能够清晰表达自己的意愿，

是一种很重要的能力。

有时我们可能会很失望，

恨自己没说出那个"不"。

但意识到一味讨好别人，丢失了自己，

就是好的开端。

有了拒绝的想法，

才有可能真正学会勇敢说"不"，

并且发自内心地悦纳自己。

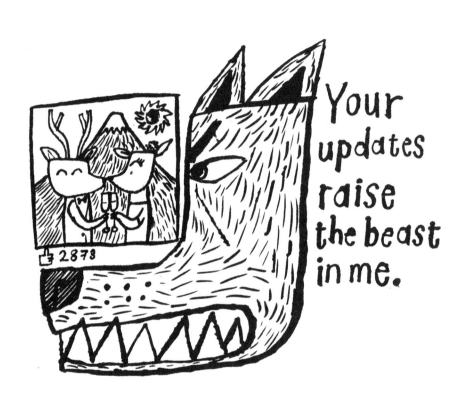

Your updates raise the beast in me.

CupOfTherapy

61

社交媒体总有让人心烦的时候。

看着他人的经历和成就，难免激起嫉妒心。

但有时想想，这些晒出来的东西，

多少都根据本人的意愿和喜好美化过，

真实的样子无人知晓。

谁又能肯定，

这些精心包装的生活，

不是缺乏安全感和满足感的表现呢？

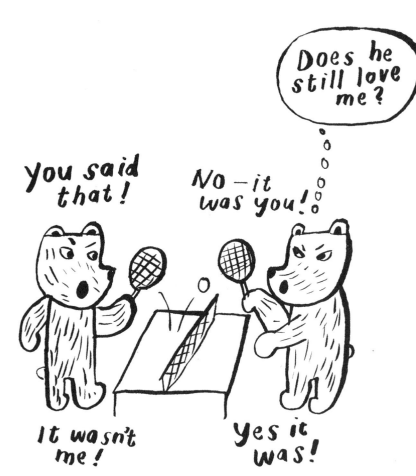

CupOfTherapy

62

看待同一种事物，每个人会有不同的视角，

得出不同的观点。

固执己见只会让沟通陷入僵局。

这样的时刻，不妨试着停止争论，主动倾听。

从对方的话语中捕捉重要信息，

不仅有助于将自己的观点梳理清晰，

也能更加理解与自己不同的想法。

真诚的交流永远比草率的定论更有裨益。

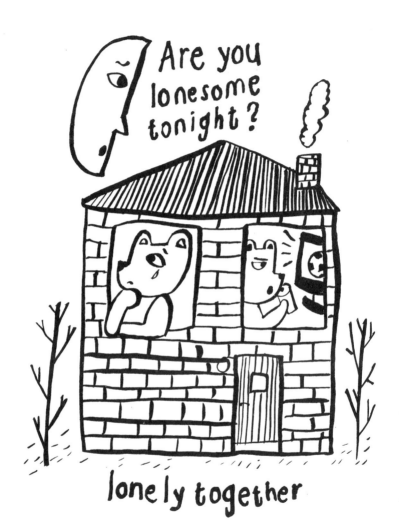

对有些人来说，

陪伴可能是一件比较奢侈的事。

他们习惯与别人各自安好，互不打扰。

这种不得已的孤独，

有时会带来沉重的精神负担，

甚至发展为吞噬自我的黑洞。

而身在其中的人常常并不在意，

直到被孤独吞噬。

你的朋友圈里，

是不是也有好久不见的人了？

现在，马上，试着联系他，问问他：

"你还好吗？"

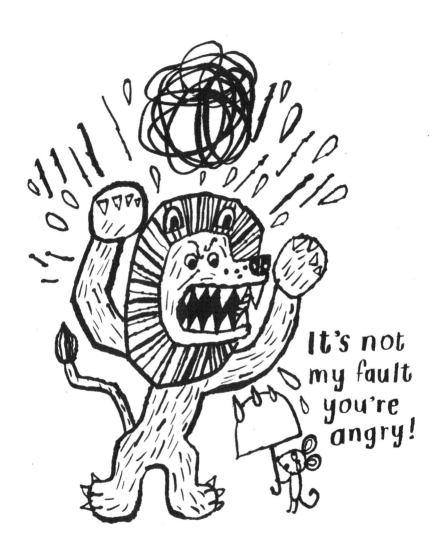

CupOfTherapy

64

一味忍受而不宣泄，是很难受的事。

在一段失衡的关系中，往往有一方常常自我压抑，

所有的情绪都自己默默消化。

如果双方能够敞开心扉，

站在旁观者的角度审视自己和当下的问题，

或许有可能改变这种不舒适的相处模式。

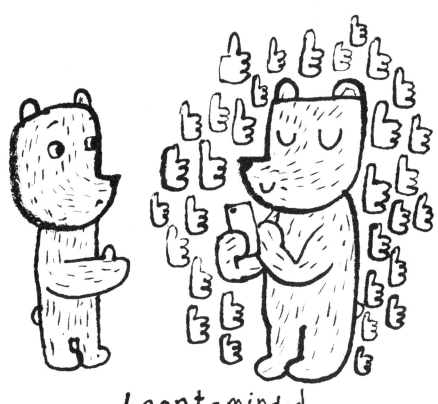

#absent-minded

CupOfTherapy

65

社交媒体已经重新定义了对自我的认知。

更新状态，只是为了获得更多点赞，

似乎点赞越多，就证明自己的价值越大。

一旦数量不够多，自尊就会受伤。

不够自信的年轻人尤其看重这些，

所以也更容易依赖社交媒体。

但点赞永远不能代替实实在在的拥抱和关心，

不用十万加，一个就够了。

Sorry
I'm busy.

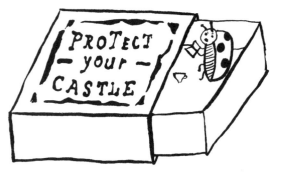

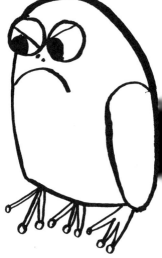

CupOfTherapy

66

了解自己能力的边界和所处的状态是很重要的事。

一味地满足他人的要求和期望，

并不能增加自己的安全感。

可以在日历上标记出时间，

只记录自己非做不可的事情，

比如尘封的爱好，或者短暂的休息。

我们不只为别人而活，

也为自己的内心世界而活。

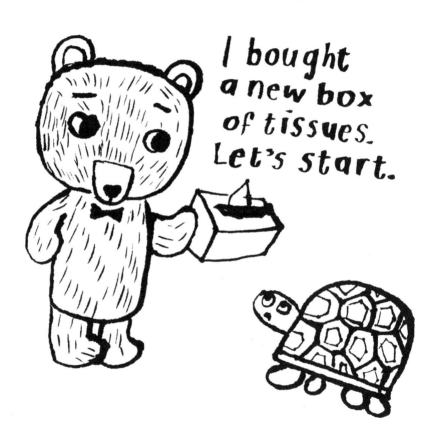

I bought
a new box
of tissues.
Let's start.

CupOfTherapy

67

每个人都有想缩进壳子里的时候，

对他人、对世界都提不起兴趣。

保留自我疗愈的时间和空间当然很有必要，

但蜷缩在角落里独自面对难题，

未必是最好的选择。

或许可以勇敢一点，坦然接受别人的帮助。

记住，你不是一座孤岛。

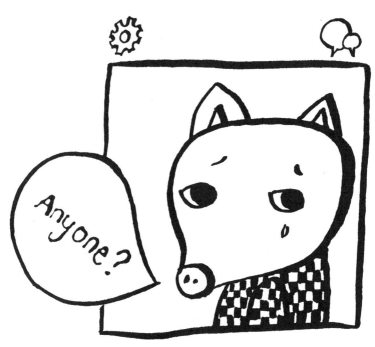

Piggy, 40
Loner

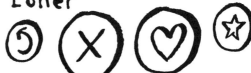

CupOfTherapy

68

婚恋的形式日新月异，

找伴侣的方式也在不断刷新。

人们越来越注重外貌和数字，

扫一眼照片和个人资料，就能做出选择。

找到了合乎标准的那个人，

却对对方的内心世界一无所知。

归根到底，恋爱需要面对面的交流，

以及坦诚相待的勇气。

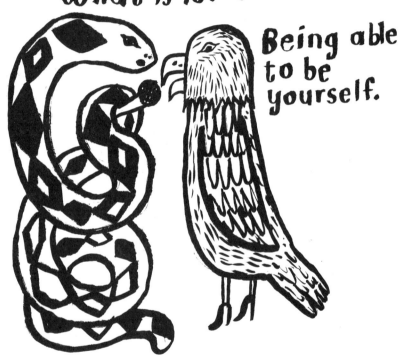

what is love?

Being able to be yourself.

一段爱情里，最先需要接受的，

便是对方与自己的不同。

更重要的是，

意识到自己并不能改变这种不同。

恋人如同镜子，照见我们的缺失和不足，

而一段健康美好的亲密关系，

能帮助我们弥补、完善这些缺失和不足。

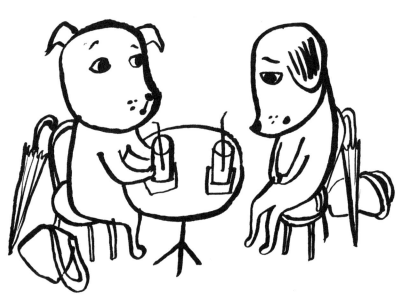

能够接纳彼此最真实的样子才是真爱吧。

一段美好的关系，应该让人安心做自己。

但这些还不够，

唯有共同面对困难才是维系感情的基石。

两个人相互分担，生活就会容易许多。

经过了困难的磨练，

感情也会变得更深，彼此靠得更近。

I love you.

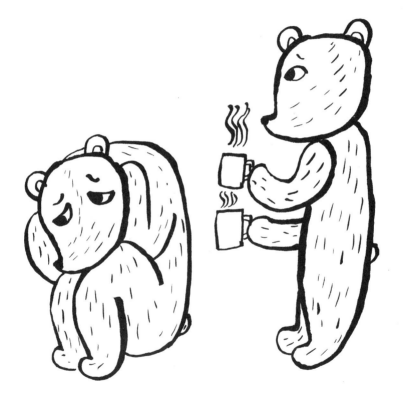

CupOfTherapy

71

当所爱之人面临生活中的挑战时，

你的支持和陪伴尤为重要。

适时地递上一杯热水可能不算什么壮举，

却能让对方知道：自己很重要，

自己并不孤单，有人爱着自己。

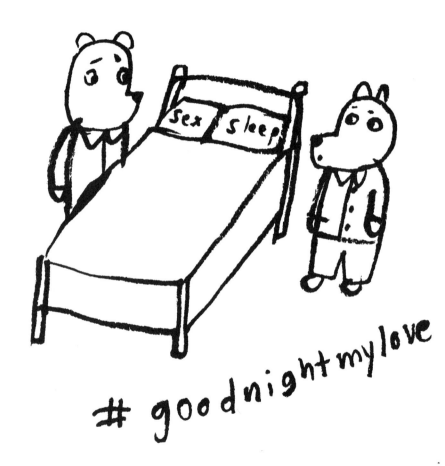

goodnightmylove

工作缠身或者疾病袭来的夜晚最难熬，

这时最好的治愈就是和亲密的人一起入睡。

温暖的拥抱和爱抚，

能够让身心得到放松。

但就像谈恋爱一样，

性也需要合适的时间和空间。

高压的状态或者匆忙的气氛都不是好的选择。

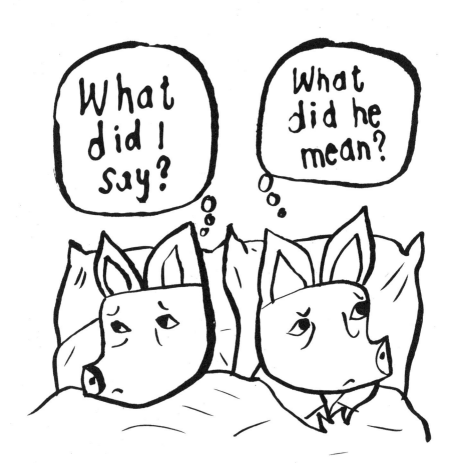

CupOfTherapy

73

即使是在亲密关系里，

双方有时也很难开诚布公。

言行过于激烈就会变成伤人的利器，

沉默又只能平添紧张气氛，

更难找到问题的症结所在。

一段健康和谐的亲密关系，

应该争取心平气和地交流，

让彼此都有空间，安全地表达情绪。

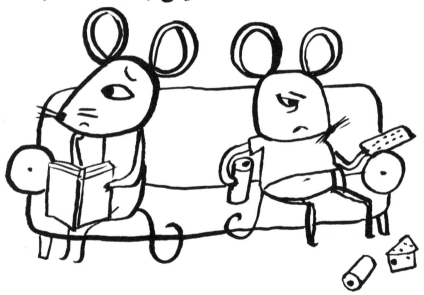

74

亲密关系里的两人，

都会随着时间的推移而变化、成长。

如果缺少真诚的沟通、开放的互动，

彼此就会渐行渐远，

最后形同路人。

爱情，从来都不是理所当然，

爱情也需要经营。

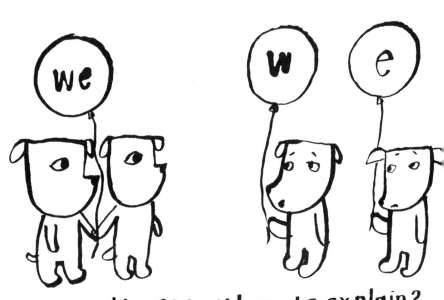

情侣常常被视为一个整体，不分彼此。

一旦分手，就会感觉生活的天平被掀翻，

还会生出种种对未来的不确定感。

越是这种时候，就越要学会独立。

从"我们"变成"我"，并不一定是坏事，

每个人生来就是独立的个体，

即使在一段亲密关系里，

也要保持各自独立的空间。

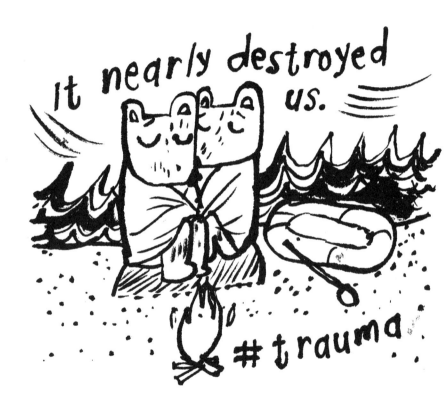

旧的记忆和创伤，

有时会在一段关系中被唤醒。

对多数人来说，

不幸的童年要用尽一生去疗愈。

这样的痛苦，即使有伴侣可倾诉，

也并不容易挨过去。

内心的阴影和受损的自尊，

都会妨碍坦诚的交流。

但如果能够暂时放下那些顾虑，

勇敢地和另一半剖析自己的内心，

或许能够解开心结，

促成一段健康美好的关系。

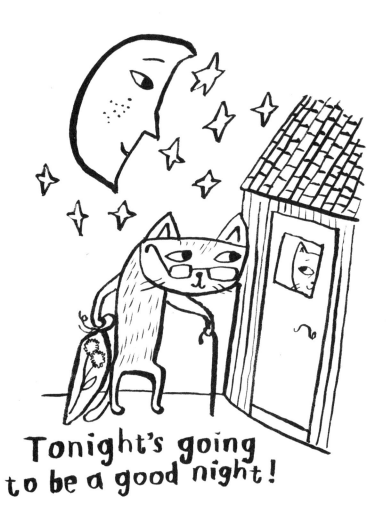

77

爱情是生命的一部分，从来无关年龄。

即使上了年纪，也一样可以享受浪漫的爱情。

因爱而焕发活力的老人，

也能给家人带来幸福和快乐。

勇敢、开放，始终是对待爱情应有的心态。

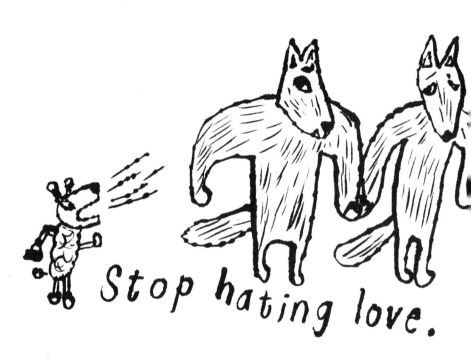

Stop hating love.

许多人习惯在生活中遵循一定的道德观念，

据此来形成自己的世界观。

有时候，这些观念如此牢固，

以至于让人完全无法接受与之相悖的任何行为。

比如不同形式的爱，

像跨种族之爱、两个残缺之人的爱。

对这些人来说，他们本就拥有爱与被爱的权利，

没有必要为了世俗的眼光忍让妥协。

而对其他人来说，或许需要反思一下自己的价值观：

我到底是在帮助还是在摧毁他人的生活？

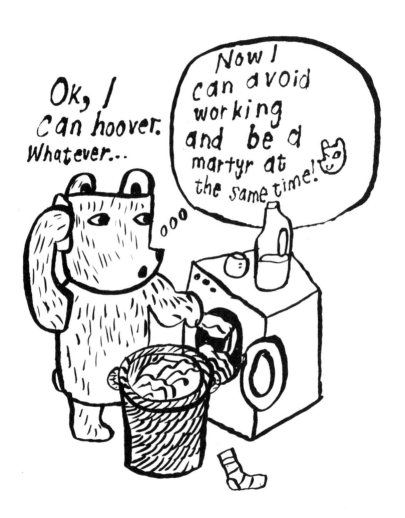

职场是一个有赖于分工合作的场所，

一项工作的完成，

需要每个人都承担一定的责任。

发生不快的时候，沉默或许很简单，

却不是好的解决方式。

情绪没有宣泄出来，关系只会越来越紧张。

如果可以开诚布公地讲出自己的真实感受，

或许能够增进工作的友好氛围。

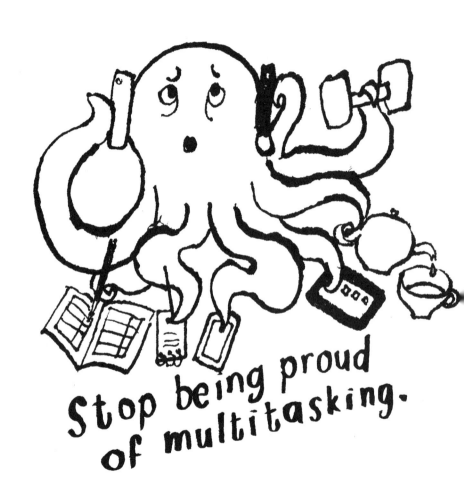

Stop being proud of multitasking.

CupOfTherapy

80

同时处理多项任务，会给人带来充实的感觉，

也让人觉得更有效率。

但最新研究表明，

当多项进程并行时，

大脑不能专注在任何事情上，

注意力的焦点，

每隔几秒钟就会从一项任务转移到另一项任务。

所以，作为一种工作方法，

同时处理多项任务并不科学，

反而可能让人更加疲惫。

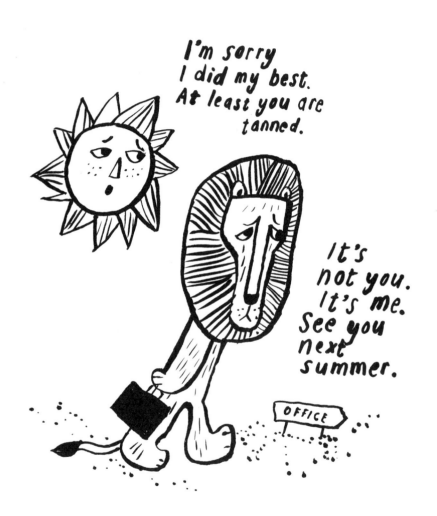

不是所有预期都能一一实现，

或许在设想时就得考虑清楚它们是否切合实际。

实事求是的同时，更重要的是，

对已经得到和拥有的心怀感激。

如果期望真的落空，

也不必为辜负他人而感到抱歉。

做我们所能做的，

剩下的，只需要互相理解、互相尊重。

My creativity is my sun. My desk is my beach.

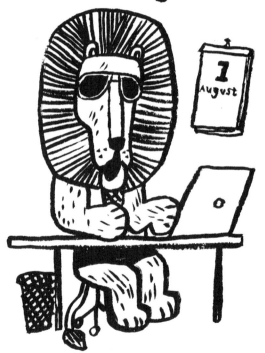

CupOfTherapy

82

有时，工作使人疲倦。

度假回来后，尤其找不到工作的意义。

人人都会有这种职场疲惫期，

但与其被负面情绪支配，不如试着主动寻求改变。

比如，坦率讨论那些让自己烦心委屈的事情，

在一个良好的工作环境中，

同事之间应该真诚相待、互相信任。

或者，挖掘并尽可能发挥出个人优势，

最终在团队中找到归属感。

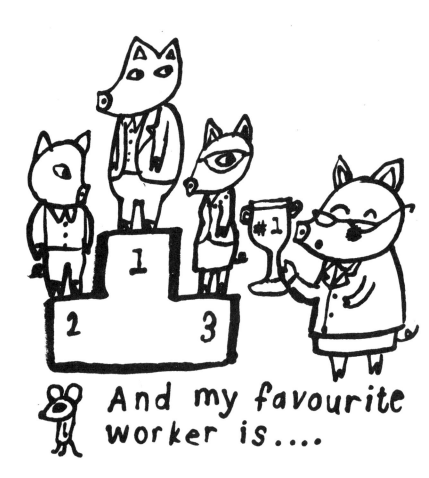

And my favourite
worker is....

工作是生活中不可或缺的一部分。

每个人在其中扮演着不同的角色，

体验着不同的心理状态。

有人常常感到无力，为了完成任务而工作。

有人乐于开发个人潜能，实现更好的自我。

一个成熟的职场人，有能力独自包揽多项任务，

也需要与他人合作沟通。

而管理者要做的是在精神上给予支持鼓励，

公平公正地对待每一位员工。

毕竟，打工人也有人权。

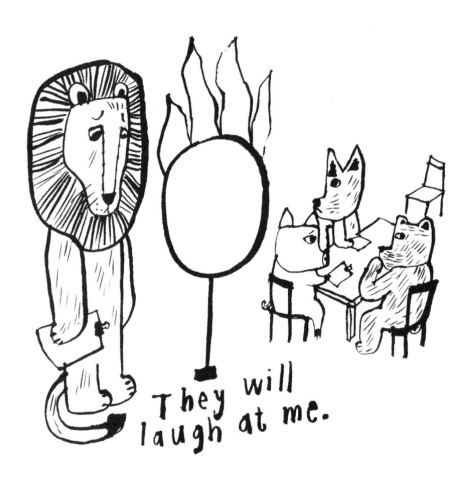

They will laugh at me.

职场中，有时难免会带着情绪工作。

信心不足、满怀担忧，

都可能影响工作的执行。

但在一个有爱的环境中，

同事之间互相支持、互相打气，

就可以帮助我们克服恐惧，

营造良好的创造氛围。

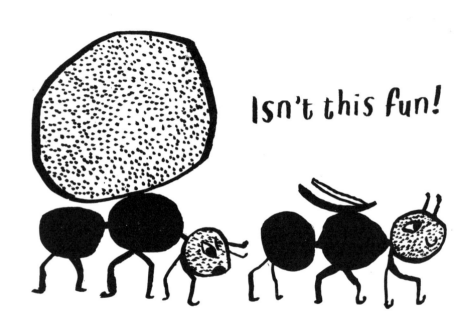

Isn't this fun!

CupOfTherapy

85

合作就是力量。

整合不同的技能和资源，

才有可能应对各种挑战。

两人分担，困难尚且能减半；

众人分担，一切就皆有可能。

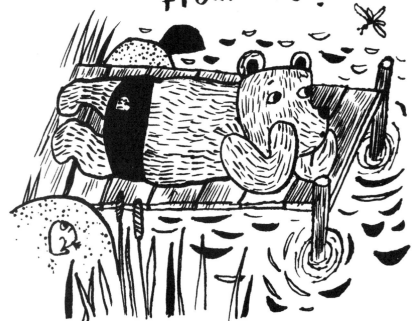

What do I want from life?

more of this.

CupOfTherapy

86

日复一日的忙碌生活中，

有必要时不时停下来想一想，

自己的人生追求和未来期望到底是什么。

现在的我是什么状态？接下来又会怎样？

我的方向对不对？是不是该换一个了？

多思考总是没有坏处的。

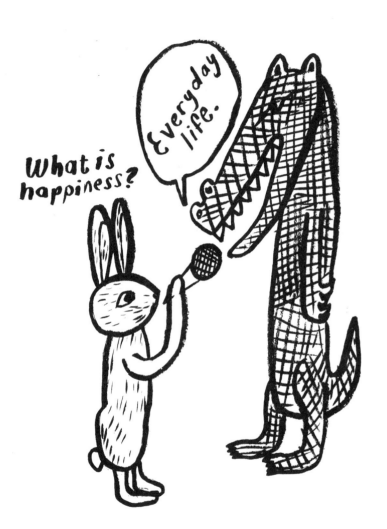

生活中的幸福，

往往不需要多么戏剧化、多么独特。

细细体味身边的美好，

就能让日子变得有滋有味。

时常问问自己：

哪些事情让我愉悦？

又是什么让我沮丧？

决定幸福感的，到底是什么？

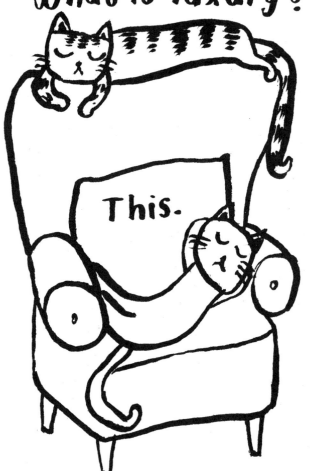

CupOfTherapy

88

一些不起眼的小事，

往往就能让人收获巨大的快乐。

每个人都有愉悦自己的小技巧，

你需要慢慢去发现自己的"超能力"。

如果暂时没有，

就试着简单地放松一会儿，

让身体和精神都舒展开来。

时间不必很长，

只要静静享受那一刻，就够了。

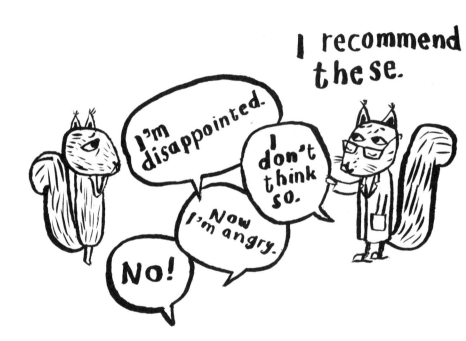

CupOfTherapy

89

智慧的人生，

从不会因为他人的安排得来，

而是需要你来进行各种权衡和考虑。

最终需要你自己，

勇敢地做出那个你认为正确的选择。

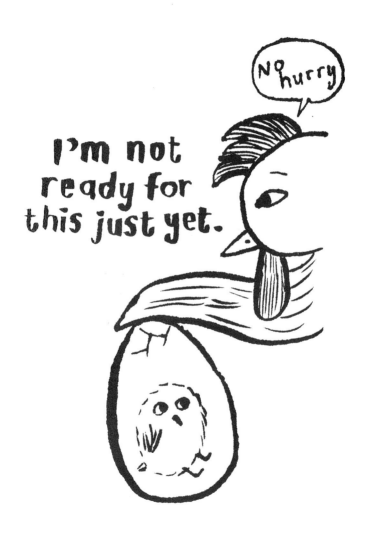

成长是持续一生的过程,

所幸我们不必等到做好所有准备才开始。

面对不同的环境和人际关系,

表现得不够完美、不够成熟是人之常情。

你可以按自己的速度来成长。

最好让身边的人也懂得这个道理,

这样他们才能给你足够的时间和空间。

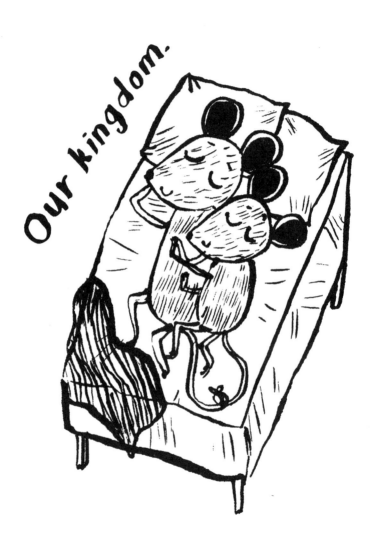

Our kingdom.

CupOfTherapy

91

家是庇护所，是巢穴，

是一家人互相抚慰、拥抱、关怀、交流的地方。

家人之间的相处方式，精神上的互相作用，

直接影响着我们建立其他的人际关系。

一个温馨的家，

不应该仅仅被一些家具和织物填满，

更重要的是一家人身居其中的幸福感。

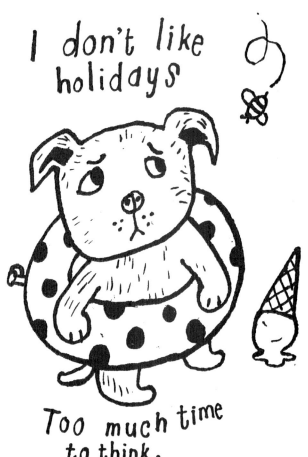

I don't like holidays

Too much time to think.

CupOfTherapy

92

很多人喜欢按部就班的生活，

或许是因为，他们喜欢稳定带来的安全感。

即便他们早已意识到，有些事情需要做出改变。

但要找到解决办法并付诸实践，又太难了。

这个时候，唯一需要相信的是：

只要不放弃，总会有改变的一天。

而你，值得更好的人生。

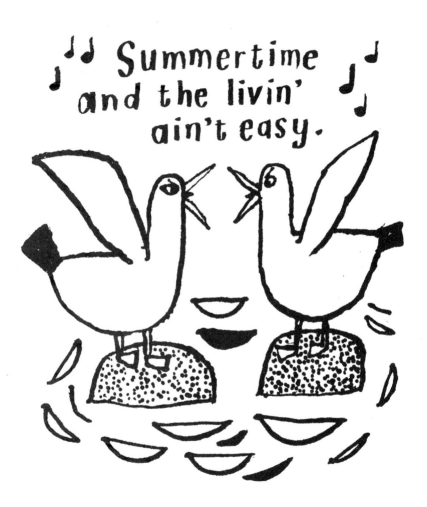

假期会让人换一种环境和心态。

但也可能造成人与人之间的矛盾。

遇到这种情况，不妨试着想想，

是什么引发了双方的对立。

有思考，才会有解决办法。

这么难得的假期，

没有任何事情值得影响心情。

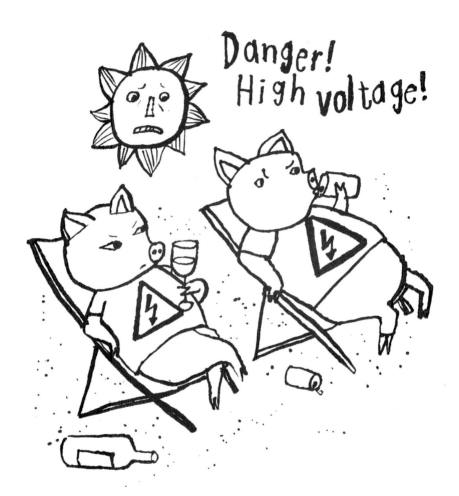

CupOfTherapy

94

在一个盼望已久的假期里，

也可能爆发种种不快。

虽然如此，我们还是期待那些陌生的体验。

在短暂的放飞时刻里，封闭的心敞开，

断裂的对话有了新的可能，

所有人都变得更容易愉悦。

和意料之外的不顺相比，

变化的环境给予我们的，

往往是更多正向的能量。

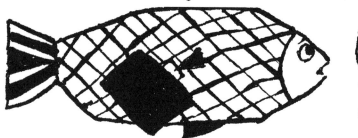
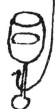

辛苦一天后，

有人习惯喝杯酒来调节一下。

适当饮酒无可非议。

但最好不要将饮酒当作唯一的放松途径，

终至酒精成瘾。

如果在饮酒以外，

搭配另外的休闲方式，

生活会更加健康。

I don't want to live in that dark and hopeless place anymore.

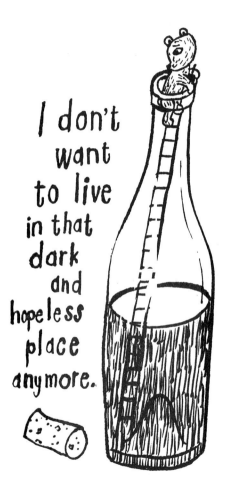

96

并非人人都能控制饮酒，

有些人会对酒精上瘾。

身心健康、工作生活因此都受到影响，

然后慢慢地，焦虑沮丧成了人生常态。

要承认自己对酒精上瘾并不容易，

却是克服这个难题的第一步。

没有人天生就是酒瓶的俘虏，

躺在瓶底的人也要相信，

总有人愿意陪你渡过这个难关。

Don't be afraid. I'll take care of you.

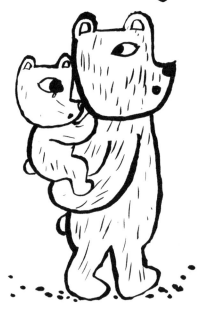

inner child

每个人都曾是孩子，

即使我们已经成年，

那个孩子还是住在心里。

我们看不见他，

但他在那里，

隐隐渴望着童年中缺失的东西。

关爱内心的小孩，承认曾经的缺失，

或许是与他、与自己好好相处的第一步。

Make your inner child your personal trainer.

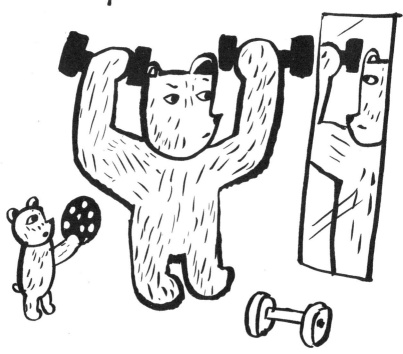

不管在哪个年纪，内心的小孩都是我们生活的一部分。

生活带给我们的，是日益的艰难和冷峻，

但内心的那个孩子，

却会传达给我们更多温暖和柔软，

只要我们愿意倾听。

比如那些因为不善言辞、因为时间匆促，

从未得到满足的情感和需求。

像孩子一样，成年人也会经历种种困惑和不确定，

但时间同时给了我们自由丰饶的内心，

只要我们愿意，也可以像孩子一样，

永远保持开放，对世界充满热情。

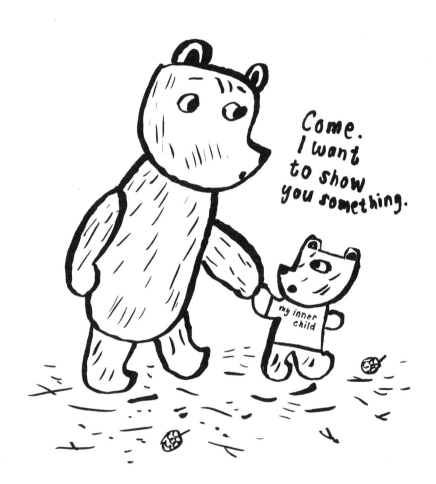

99

迷茫的时候，

就去听听内心那个小孩发出的声音。

只有他，才能让你了解并珍爱现在的自己。

每个人都有和自己对话的方式，

专注倾听自己，才有可能真正地解惑。

也只有那些内心的声音，

一直陪伴着我们，

度过人生中所有艰难的时光。

I met
someone
new:

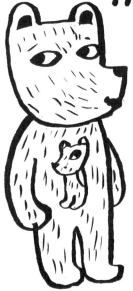

my inner
child.

CupOfTherapy

100

我们像成熟的大人一样生活着，日复一日。

忘记自己的天真和好奇，忘记内心的那个孩子，

然后逐渐败给成人世界的条条框框。

但有时会停下来想一想，

如果不能以自己想要的方式体验生活，

生活又有什么意义呢？

回头去听听我们内心的声音，

想想初入社会的时候，我们许下的梦想，

我们经历的许多个第一次，

唤醒内心的那个孩子，再问一遍：

我到底是谁？在这段特定的人生旅程里，

我到底想要什么？

我们是 CupOfTherapy 的创作者——

心理治疗师安蒂·埃瓦斯蒂，

插画家马蒂·皮库贾姆萨。

通常，完成一天的工作后，

我们会相约在不同的地方见面，

有时是咖啡馆，有时是餐馆。

我们一边讨论听过的或亲身经历的故事，

一边用动物角色描绘出来。

这种合作方式自然随心，不受约束。

希望呈现出来的这些插画能疗愈你的内心，

为你带来正向的改变。

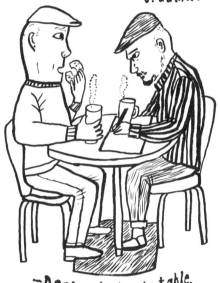

作者简介

安蒂·埃瓦斯蒂（Antti Ervasti），1975 年生，芬兰心理治疗师，在芬兰赫尔辛基的私人诊所执业，为个人、情侣及家庭提供辅导，专业涵盖各种心理健康和福祉课题，也是经验丰富的讲师和培训师。

马蒂·皮库贾姆萨（Matti Pikkujämsä），1976 年生，芬兰著名插画家和艺术家。主要工作是为杂志创作插画及设计布料图案，也曾出版个人画册。自 2000 年以来，为超过 20 本图书创作插画，更为芬兰知名品牌如 Marimekko、Kauniste、Lapuan Kankurit 和 Samuji 等设计布料。2015年获芬兰国家插画奖，2019 年获芬兰插画协会 Kuvittajat ry 颁发的年度插画家大奖。

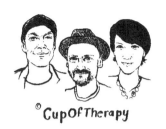

CupOfTherapy 是来自芬兰的疗愈系图文艺术组合,由心理治疗师安蒂·埃瓦斯蒂、埃琳娜·雷蒙和世界知名的插画家马蒂·皮库贾姆萨于 2017 年 5 月创立。

插画灵感来自真实故事,以可爱的动物角色、简洁易懂的句子和幽默的态度,向读者传达鼓励和安慰的正面信息。

CupOfTherapy 的核心理念为 "看得见的心理健康 (Mental health made visible)"。鼓励大家留意及了解自己的情绪,认识到心理健康的重要性,并用作品给读者带去安慰。

图书在版编目(CIP)数据

心累了，来抱抱吧 / (芬)安蒂·埃瓦斯蒂，(芬)马蒂·皮库贾姆萨著绘；李耘译. —— 成都：四川美术出版社，2021.4

ISBN 978-7-5410-9633-4

Ⅰ. ①心… Ⅱ. ①安… ②马… ③李… Ⅲ. ①精神疗法 Ⅳ. ①R749.055

中国版本图书馆CIP数据核字(2021)第031154号

著作权合同登记号 图进字：21-2021-90

心累了，来抱抱吧
XIN LEI LE, LAI BAOBAO BA

[芬兰] 安蒂·埃瓦斯蒂 马蒂·皮库贾姆萨 著绘
李耘 译

责任编辑	杨 东		特邀编辑	赵丽苗 周雨阳
责任校对	张子惠		封面设计	陈慕阳
内文制作	杨兴艳 田小波		责任印制	黎 伟 廖 龙
出 版	四川美术出版社			
	(成都市锦江区金石路239号 邮政编码610023)			
发 行	新经典发行有限公司			
成品尺寸	140mm×160mm		印 张	10.5
字 数	85千		图 幅	102幅
印 刷	北京富诚彩色印刷有限公司			
版 次	2021年4月第1版		印 次	2021年4月第1次印刷
书 号	ISBN 978-7-5410-9633-4			
定 价	69.00元			